I0844522

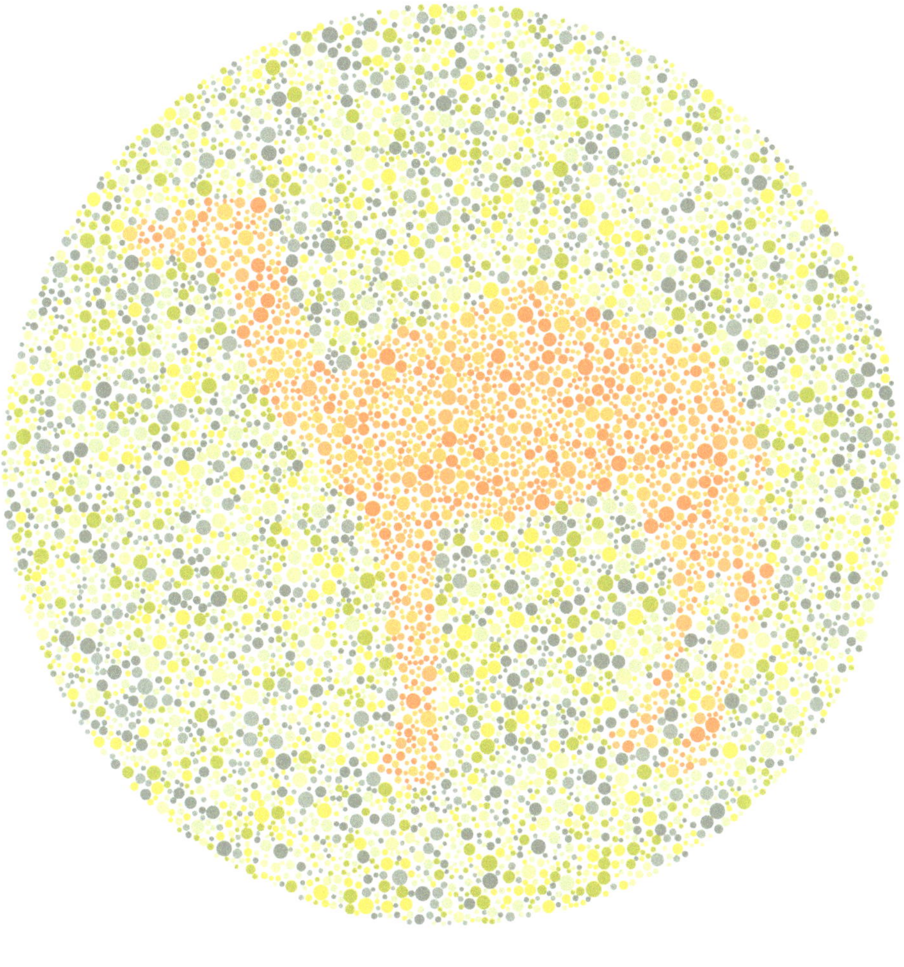

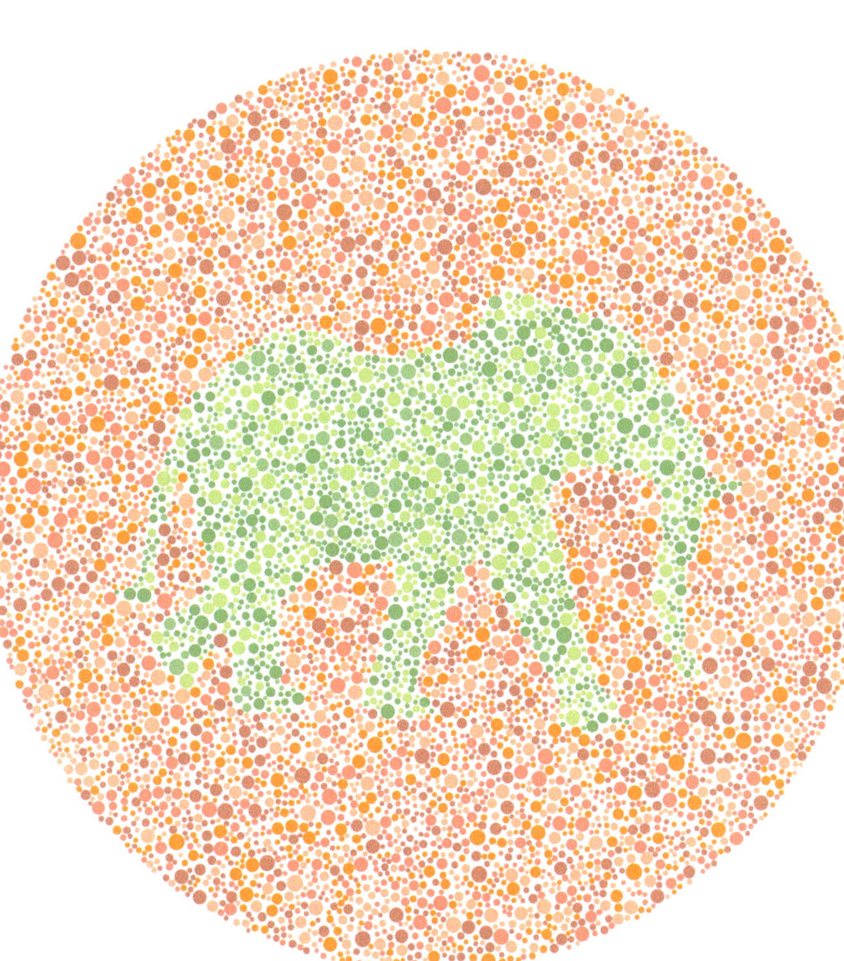

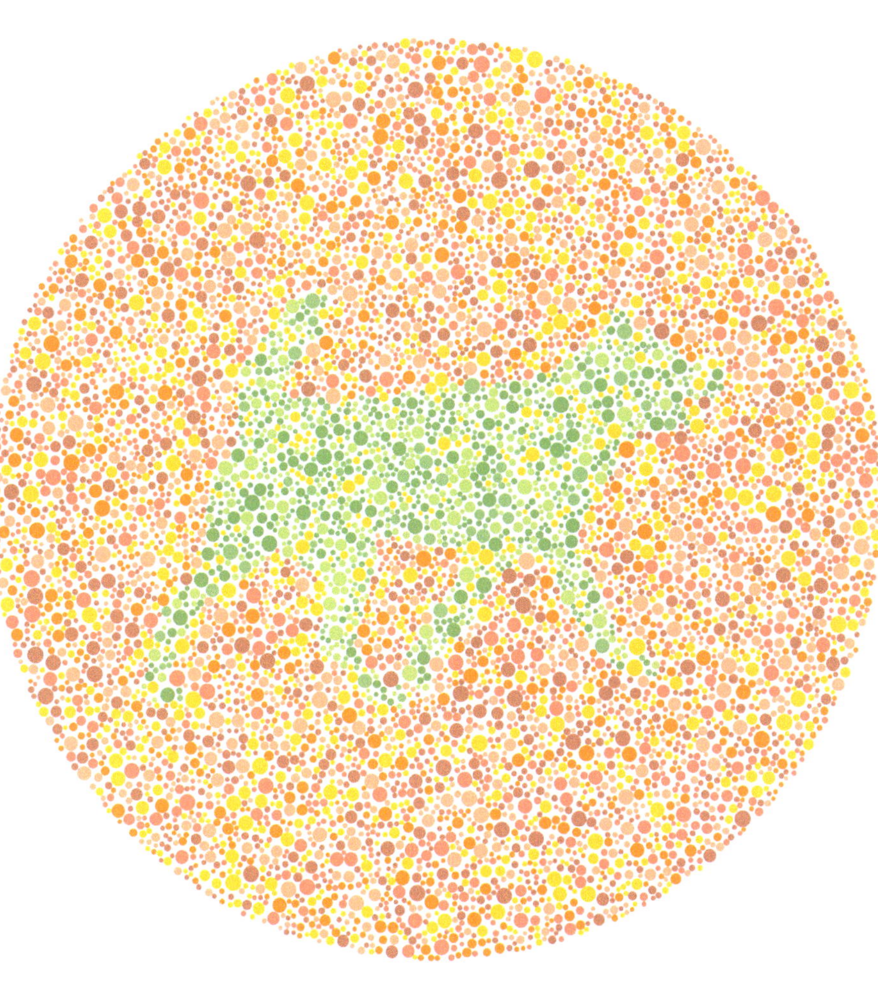

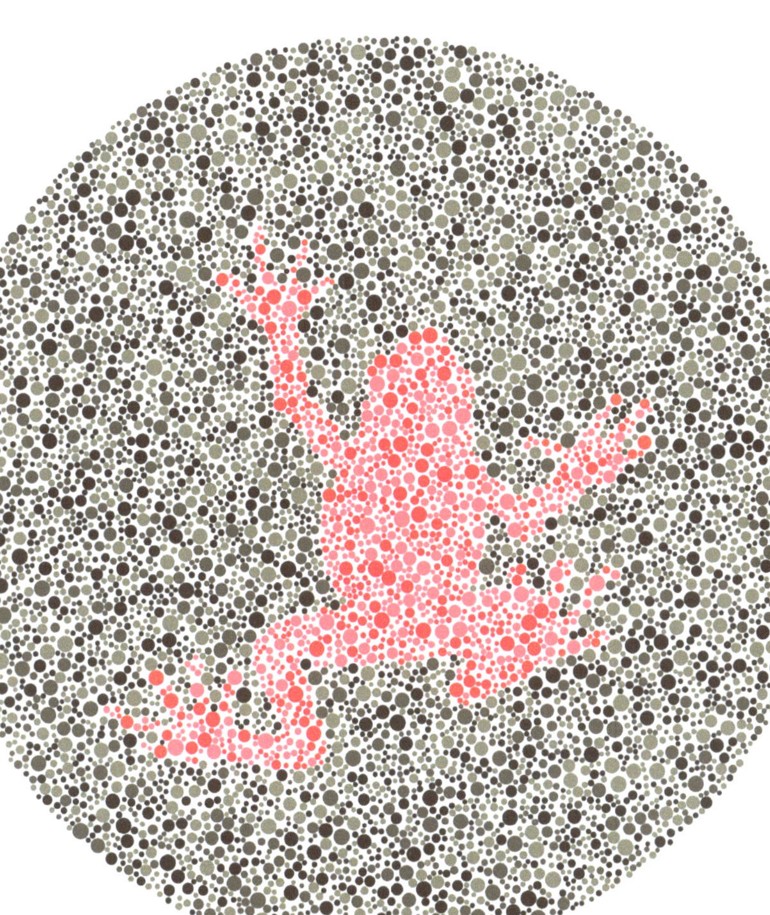

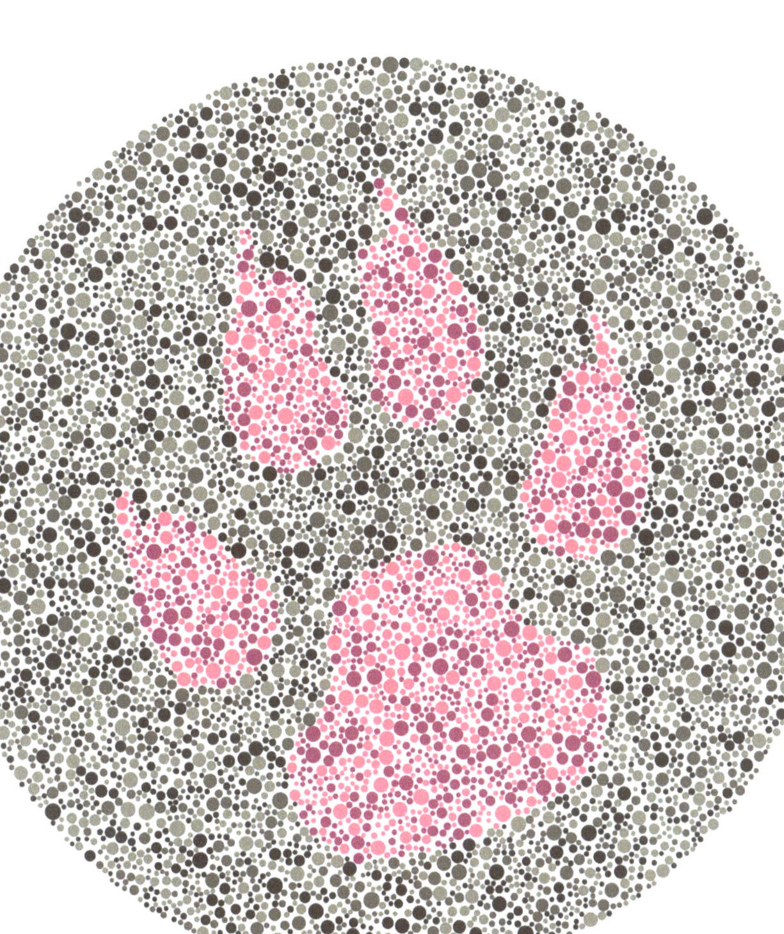

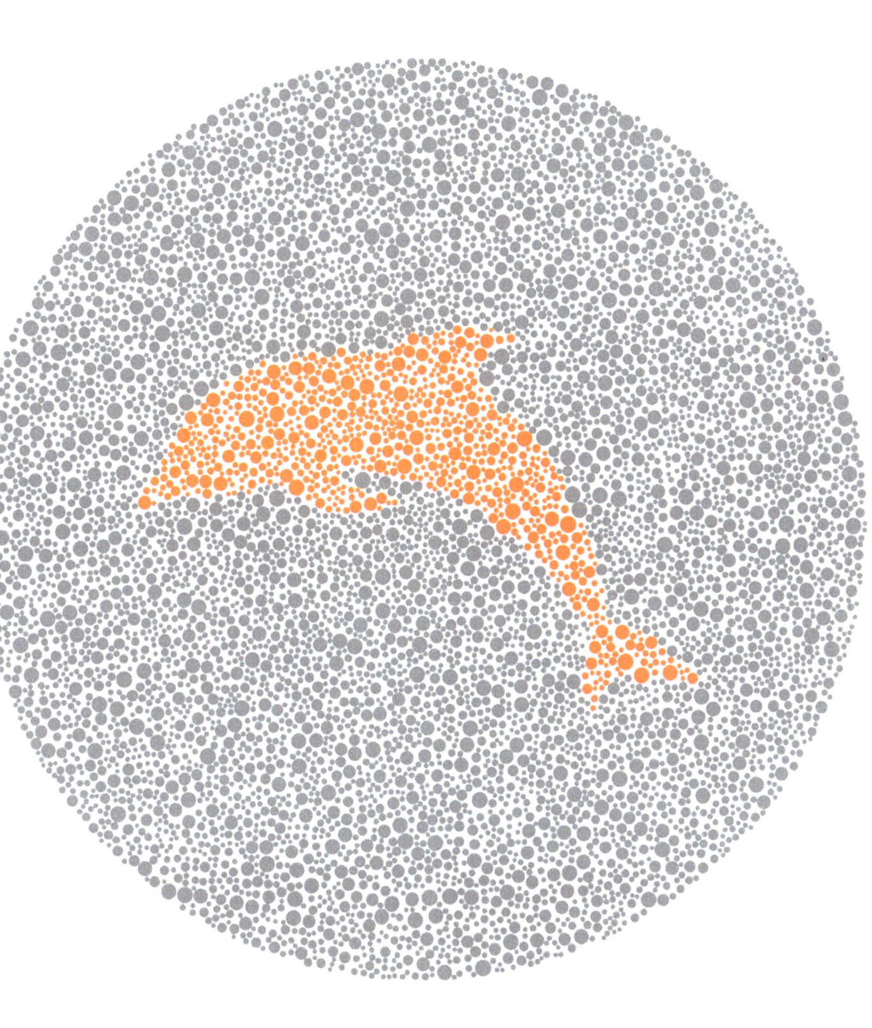

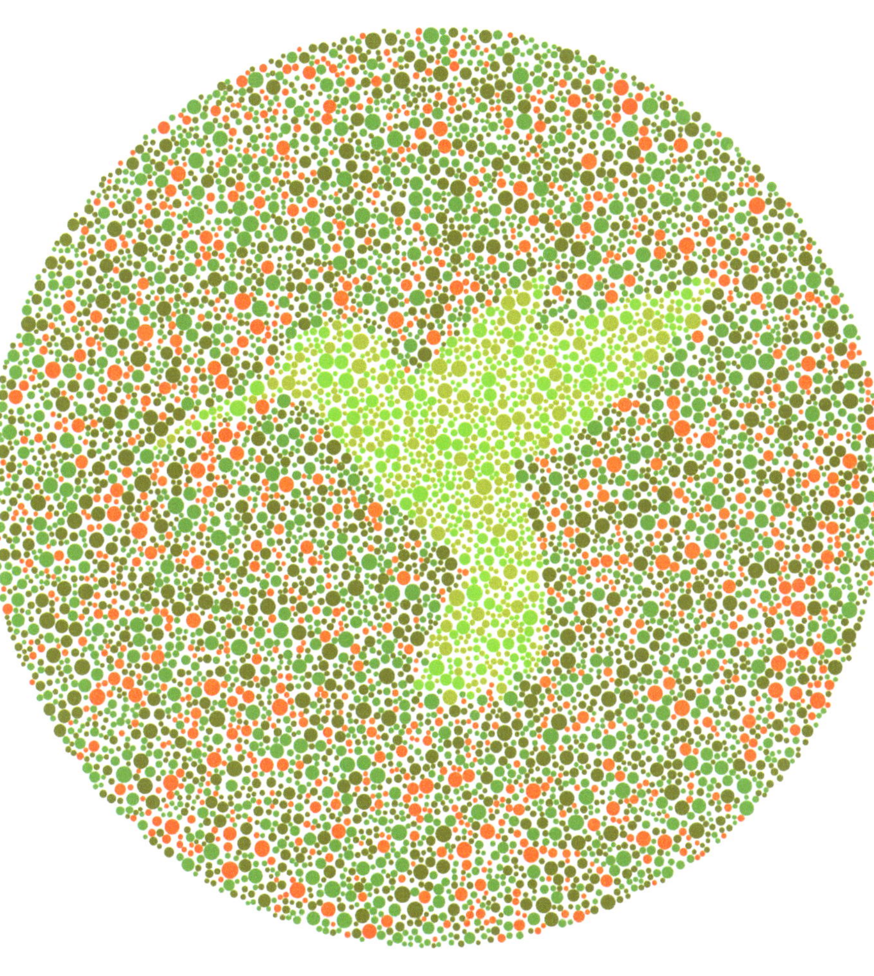

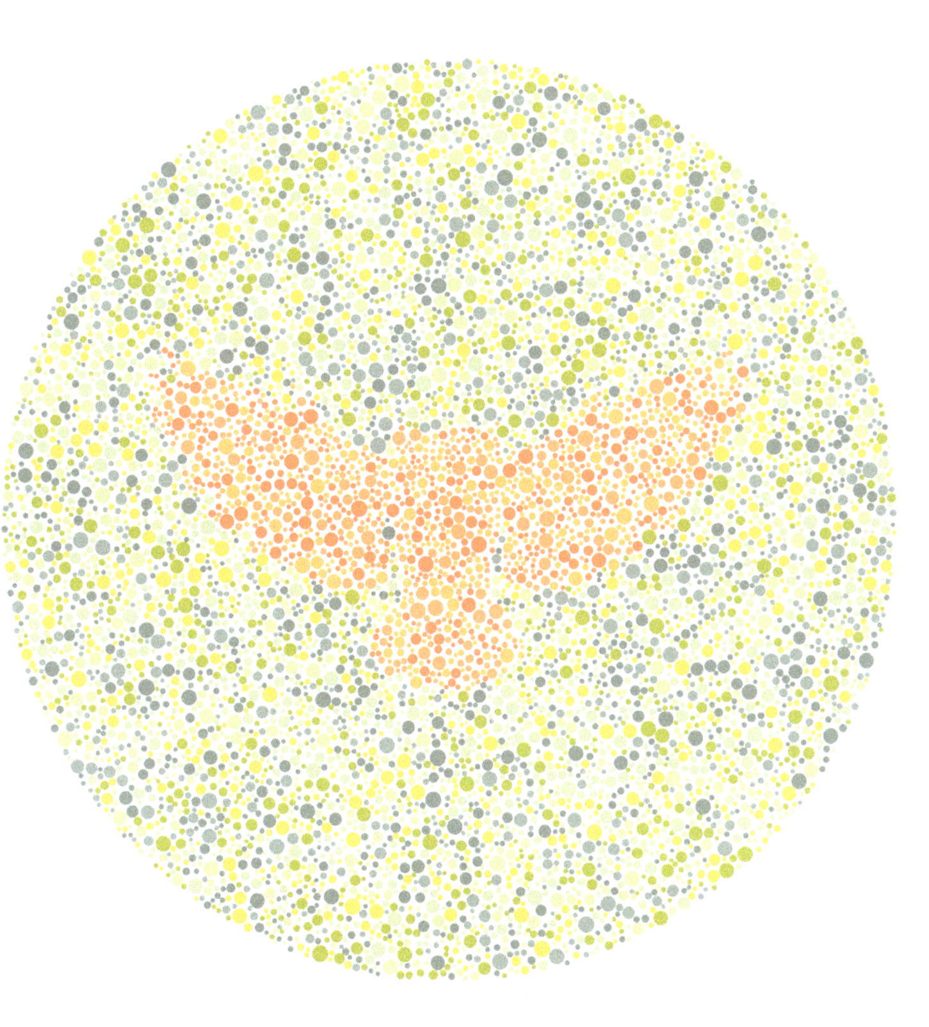

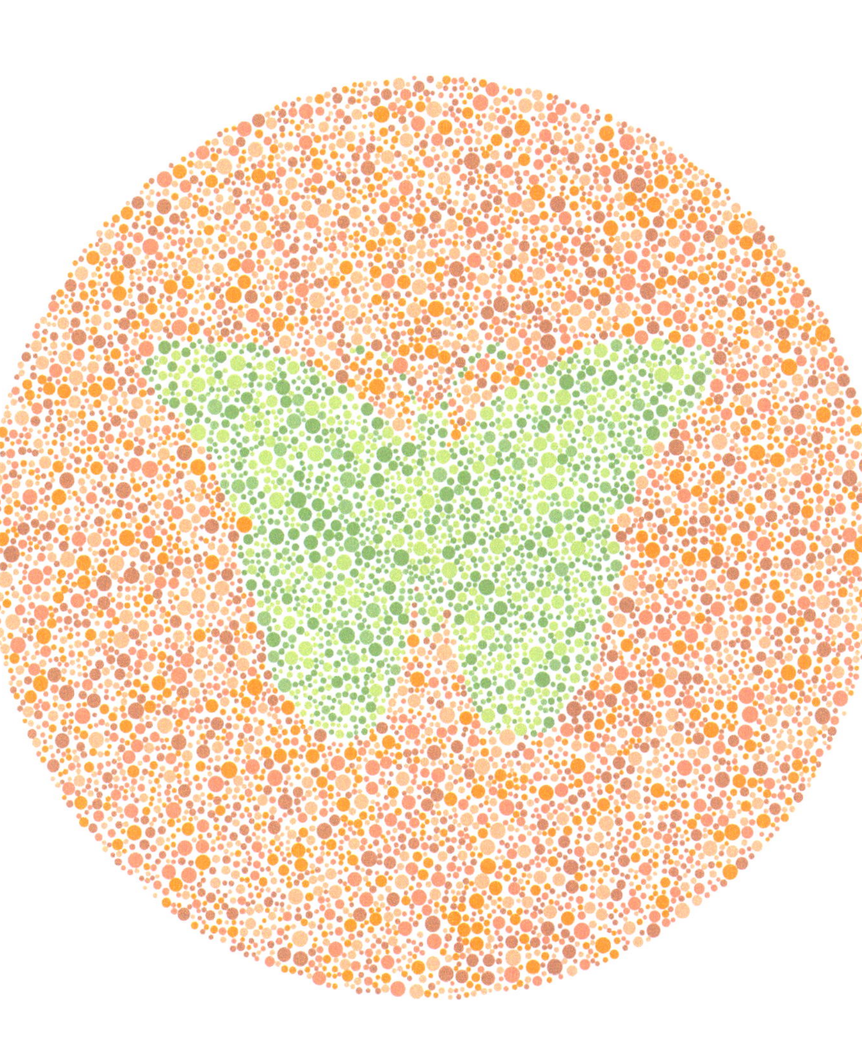

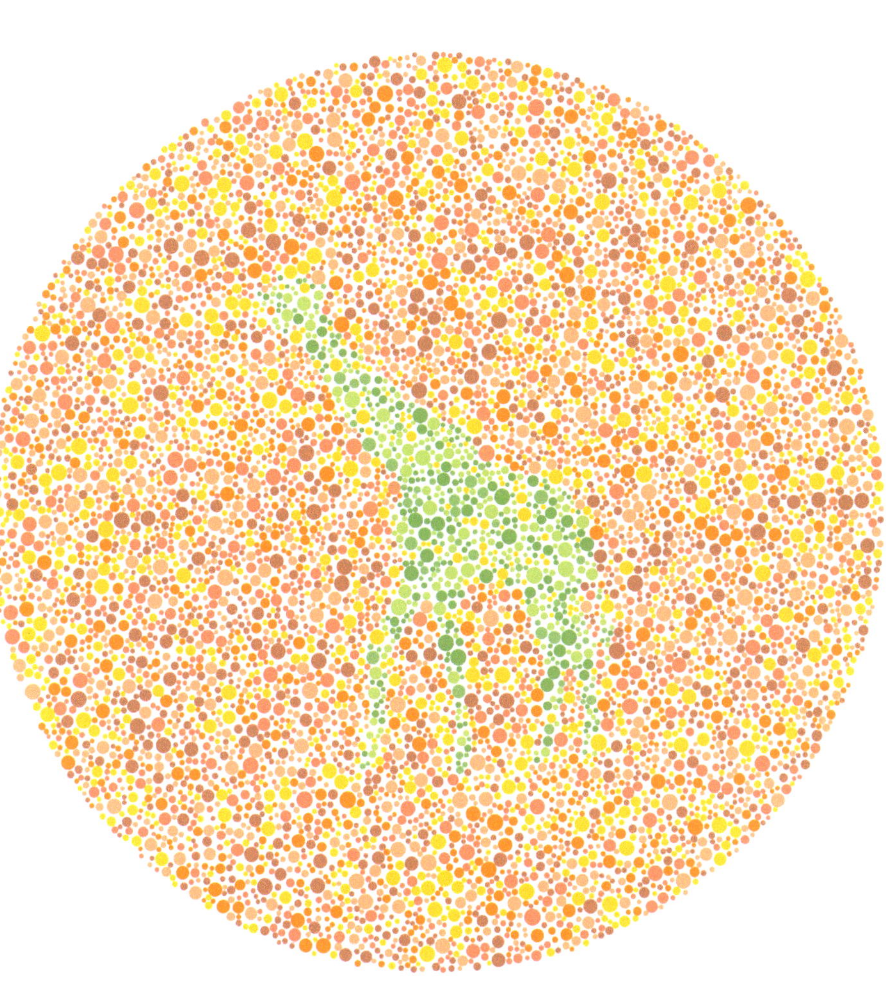

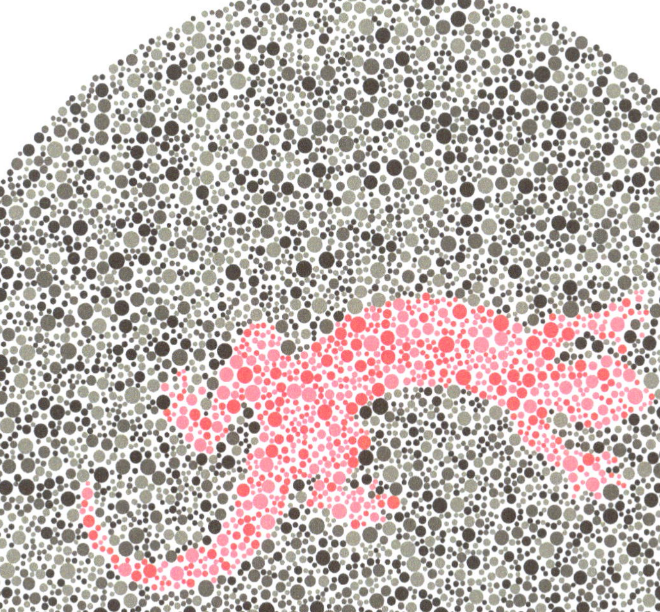

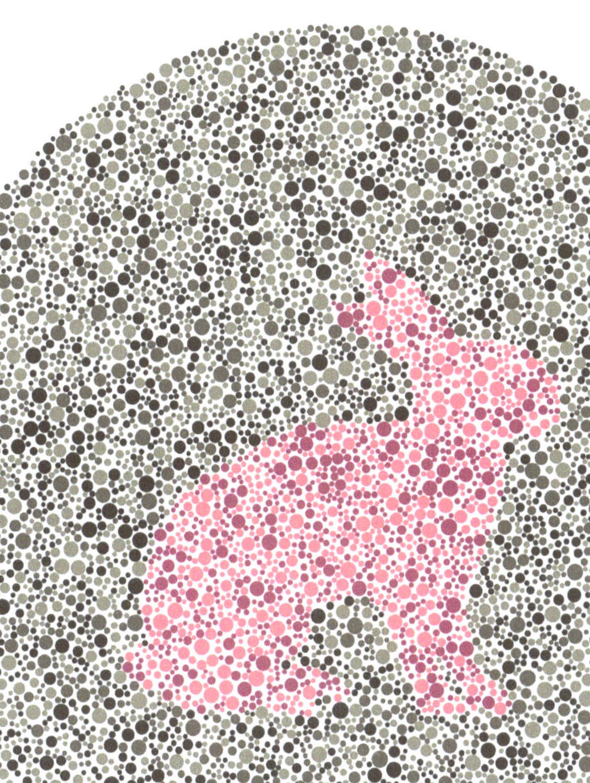

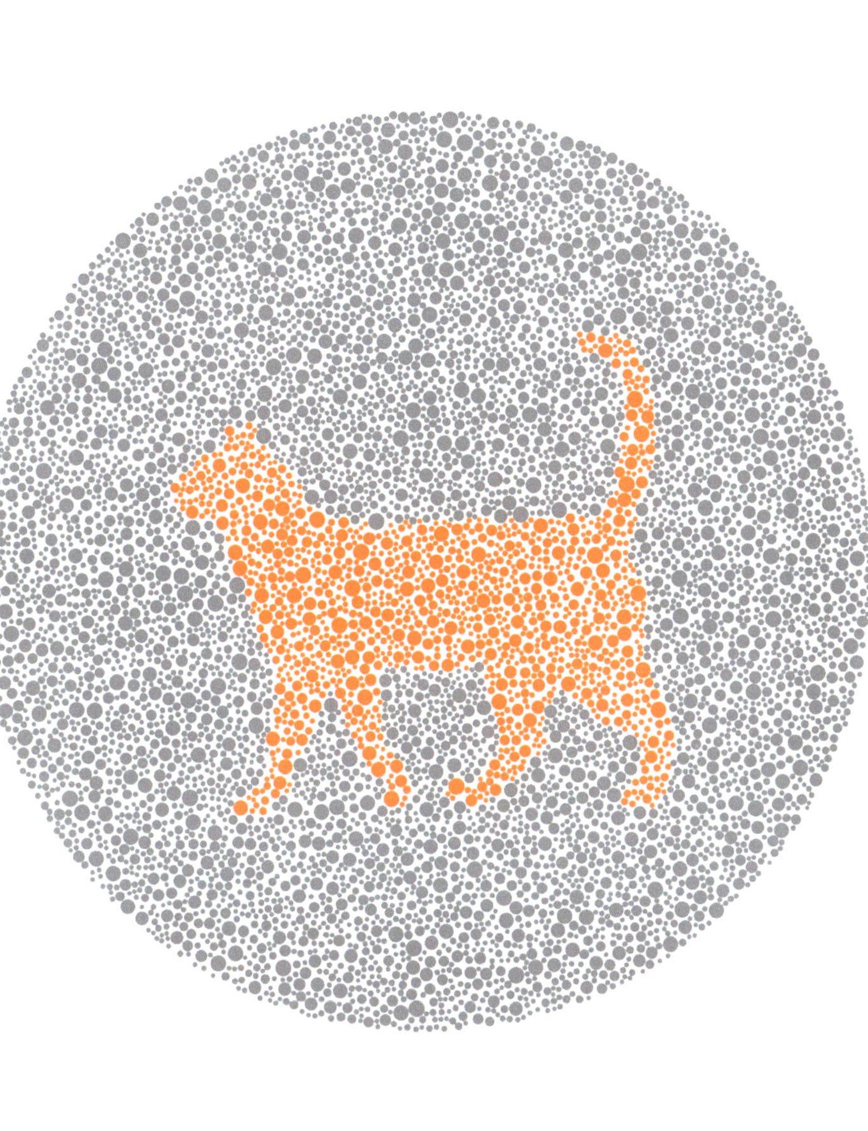

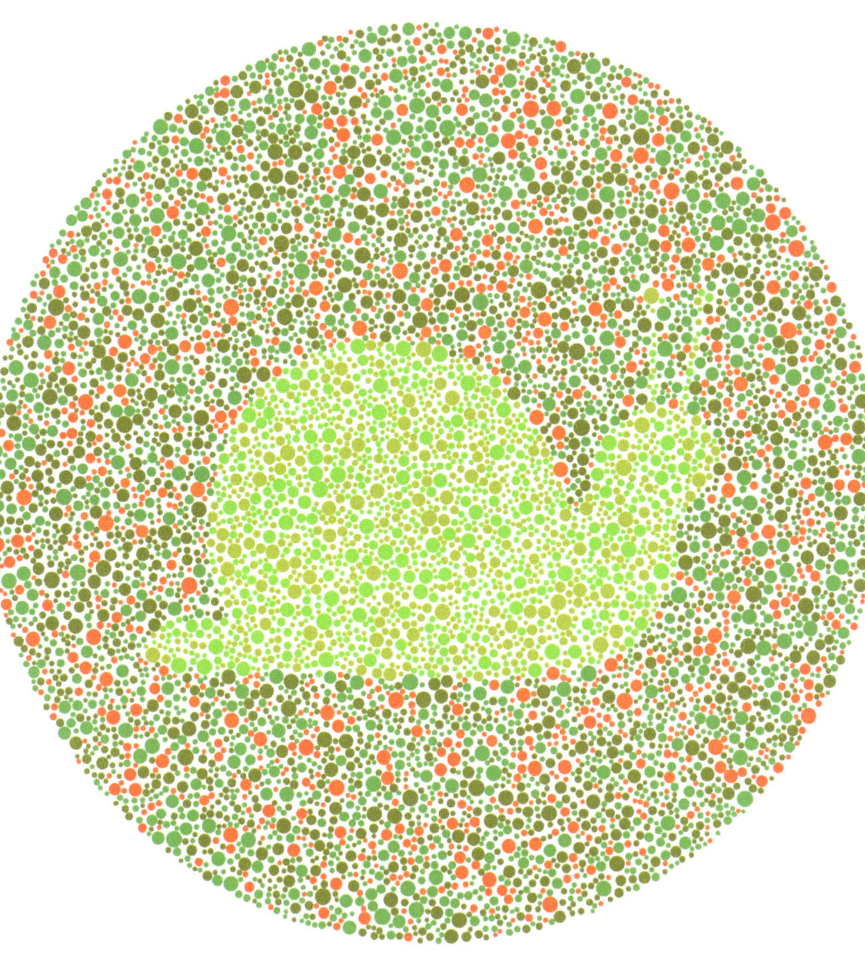

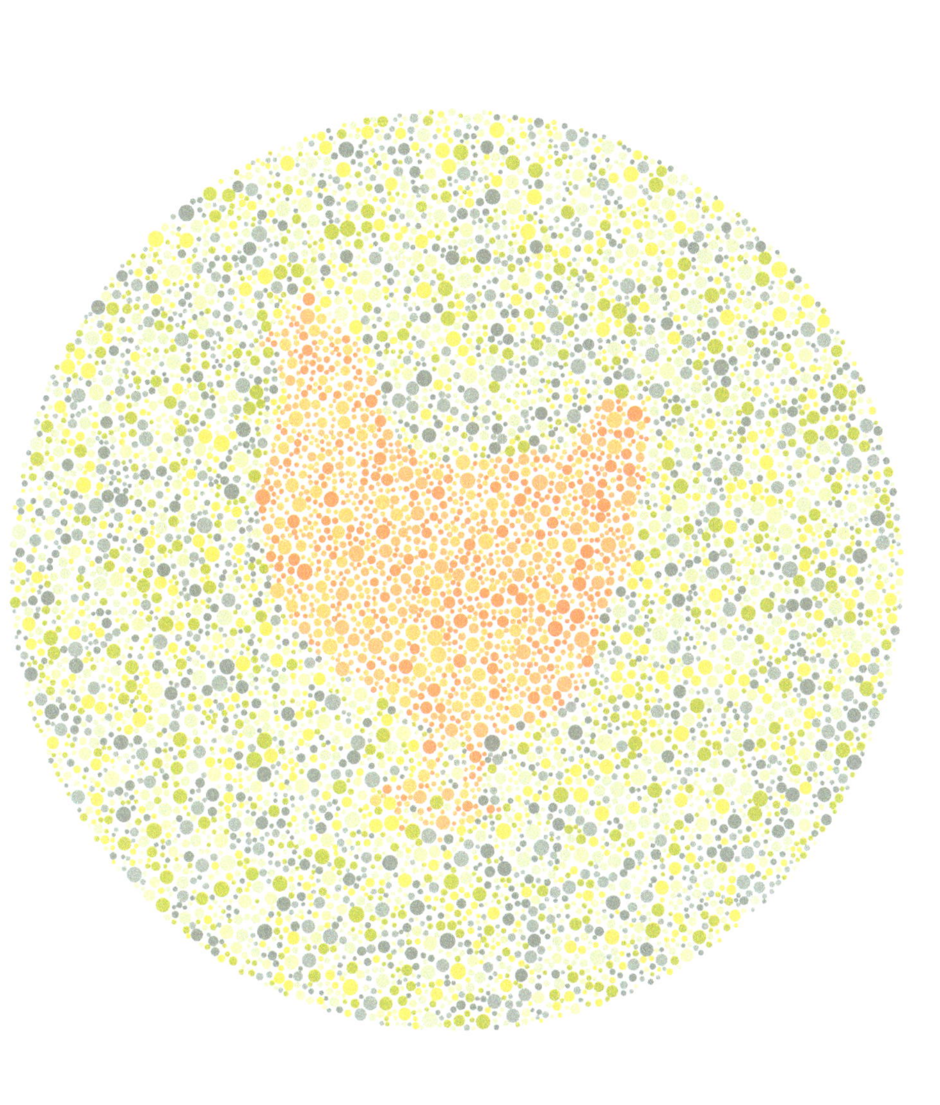